ADDITIONS

AU

CHOLÉRA DE TOULON

DE 1835,

Qui a été imprimé en entier dans les *Bulletins de l'Académie*
en Août 1848.

Par le Dr MARTINENQ,

Chirurgien de 1re Classe de la marine, Officier de la Légion-d'Honneur etc.

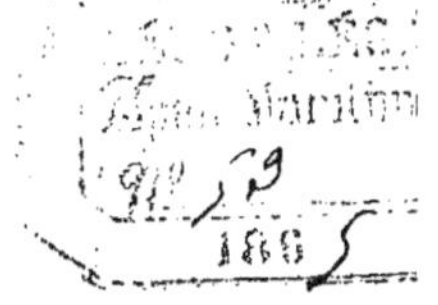

———

PARIS. -- J-B. BAILLIÈRE, -- 1848.

———

GRASSE,

TYP. ET LITH. H. IMBERT, PLACE DES AIRES.

—

1865.

ADDITIONS

AU

CHOLÉRA DE TOULON

De 1835.

(Page 2 et 15.) « *La cause efficiente du choléra épidémique n'a pas assez d'énergie par elle
seule pour occasionner la mort.*

1865, Je pense toujours ainsi, et je le prouverai mieux dans la synthèse cholérique (1) que je
revois et que j'augmente des réflexions que l'étude
constante de cette maladie m'a forcé de faire.

Cette vérité m'appartient, je suis le seul et le
premier à l'avoir émise, et je dois sa décou-
verte à la position toute exceptionnelle dans laquelle il m'a été donné d'étudier le fléau.

(1) Nº 9 de mes œuvres.
(2) Voir les bulletins de l'Académie tom. XIII Nᵒˢ 25, 26, 20, 27 mars
1848 pag. 835, 36, 37, 38.

Un auteur, le docteur Monneret (2) a émis à peu près la même opinion à propos du choléra de Constantinople en 1847 et 1848. Mais longtemps après moi, et tout ce qu'il a dit ressemble tellement à ce que j'ai écrit sur le choléra de Toulon, que je croirais avoir *plagié* M. Monneret si mon écrit, au lieu d'être antérieur à sa relation, avait été postérieur à son dire.

Cette vérité, vulgarisée, diminuera la terreur que le mot choléra inspire, et fera chercher ailleurs que dans la destruction impossible de cette cause, les moyens d'en diminuer les ravages.

(2) Page 5.) « *La cause, le siége et la nature du choléra sont inconnus.* »

D'après nos études nous croyons pouvoir dire aujourd'hui :

La cause de la forme particulière du choléra épidémique est inconnue, mais tout porte à croire qu'elle consiste en un état particulier du milieu dans lequel nous vivons.

Son siége est partout dans l'organisme :

Sa nature est une modification morbide générale, produite nécessairement par la cause atmosphérique générale dont nous venons de parler.

(Page 3.) « *Le choléra indien, le sporadique et l'épidémique ne sauraient être regardés comme une seule et même maladie.* »

Si par choléra indien on entend simplement le choléra observé dans l'Inde, on pourra ne pas voir dans ces trois formes le résultat de degrés différents de la lésion organique inconnue qui fait le fonds de l'épidémique. Je m'explique.

Le choléra sporadique de nos pays dépend ordinairement d'un état morbide du tube digestif, provoqué et entretenu par un mauvais régime et indépendant de toute cause générale pouvant modifier morbidement tout l'organisme par la respiration. Dans ce cas les symptômes gastro-intestinaux prédominent avec la prédominence de l'état morbide gastro-intestinal, qui alors constitue toute la maladie, et diminuent ou cessent avec la diminution ou la cessation de cet état.

L'épidémique est constitué d'abord, par un état morbide organique général, produit par des causes morbigènes générales locales ou individuelles, puis, par une modification morbide du tube digestif.

Or, le choléra indien peut être tout cela.

Une nourriture particulière peut à la longue, et chez un indien non soumis à l'action générale de miasmes indiens quels qu'ils soient et d'où qu'ils proviennent, peut provoquer d'un choléra sporadique semblable, sinon absolument égal, au notre, et guérir de même.

Mais, si cette nourriture agit dans un pays infecté par des miasmes pouvant produire une modification morbide générale sur les habitants de ces pays malsains, ce choléra indien différera du premier par la complication morbide générale, de même que notre choléra sporadiqne différera

d'indensité, de gravité et d'allure si la nourriture
ou les excès gastro-intestinaux qui le produisent
chez nous, agissent sur un individu ayant toujours
vécu dans un milieu sain, ou s'il se développe
sur une personne ayant au contraire toujours vécu
dans un milieu vicié, altéré, susceptible de troubler
profondément les organisations.

(Page 6.) » *Cause générale du choléra*, s'il en
existe une.

J'avais souligné ces mots en 46, mais aujourd'hui je les supprime. Tout effet a sa cause,
et la cause de l'effet choléra ne saurait être
mise en doute par tout esprit logique.

De ce qu'on ne peut pas l'apprécier, la démon-
trer matériellement, il ne s'en suit pas qu'on puisse
et qu'on doive la nier absolument, ce serait
proclamer la toute puissance de notre bien courte
et faible intelligence. Or, personne aujourd'hui
n'oserait soutenir une pareille absurdité. De tout
temps des causes locales de maladies ont existé,
et jamais la forme cholérique épidémique ne les
avait suivies, donc, il existe autre chose qu'elles
aujourd'hui pour que cette forme se développe !
C'est de la logique, et l'opinion contraire n'en est
certainement pas. Or la logique est la reine du
monde, et la science surtout ne saurait s'en passer.

(Page 8.) « *S'il en existe une.* » (une cause) mêmes réflexions que ci-dessus. Il en existe une,
c'est incontestable. Il ne faut pas arguer de notre ignorance contre cette proposition.

(Page 16.) « *Continuons et recherchons ces causes locales qu'il importerait tant de connaître et de détruire.*

En elles gît tout le danger des épidémies cholériques.

(Page 21.) « *Non ! Si ces hommes* . . . . . . (les forçats). . . . *ont moins souffert pendant l'épidémie etc.* . . . . . *c'est qu'ils étaient étrangers à Toulon.* »

Outre ces raisons, il faut compter le régime forcé auquel ces malheureux sont soumis : *eau, fèves et pain*, et l'impossibilité pour eux de se livrer aux excès gastriques, vénériens et bachiques dont ne se font pas faute les hommes libres et les riches surtout.

(Page 28.) « *Lavalette est sillonnée par de petits ruisseaux , qui coulent avec assez de rapidité et nettoient parfaitement les rues.* »

Elle était alors en 1793, comme en 1835 sillonnée de fosses à fumier : mieux, les rues entières servaient à faire du fumier dans toutes leurs dimensions, en longueur et en largeur ; on les garnissait de paille et de litière que les ruisseaux servaient à mouiller, et d'où on tirait le fumier nécessaire pour engraisser les propriétés rurales et les jardins. Souvent même, lorsqu'on n'avait pas à employer de suite ce fumier, on l'entassait à côté des portes et sous les fenêtres des rez-de-chaussée. Voilà à quoi servaient les ruisseaux !

Ces erreurs anti-hygiéniques n'existent plus aujourd'hui.

(Page 26.) « *Comme partout ailleurs les campagnes ont été fort peu frappées du fléau etc. . .* »

Du reste, la plupart des maisons de campagne sont fort mal hygiéniquement établies.

Elles sont trop près des fumiers, entourées d'é-tables, de loges à cochons, de bergeries et de tas d'ordures ; au milieu souvent de cours où la litière est entassée et pourrit etc. etc.

De sorte que l'air n'y est pas souvent aussi pur qu'on pourrait le croire ; mais sa viciation n'est qu'accidentelle et non permanente comme dans les villes. La viciation de l'air qu'on y respire est l'exception, sa pureté même absolue est la règle générale.

(*Pags 28.*) « . . . . . . *et peuvent-ils servir à répondre aux nombreux médecins qui disent avoir vécu au milieu des cholériques, les avoir touchés, médicamentés longtemps, nécropsiés même sans jamais rien en ressentir ?* »

Je suis de ce nombre et j'affirme hautement *la non-contagion ;* opinion en faveur de laquelle on peut consulter mes articles sur ce point imposant de pathologie épidémique dans les Nᵒˢ des 22 et 29 juillet, 8 et 15 août 1854 de l'*Union médicale.*

(Page 35.) « . . . . . *C'est donc de ce nombre important de faits . . . . que je crois pouvoir établir :*

1ᵒ etc., etc. . . . .

J'ai, depuis cette époque, continué mes études sur le choléra, et je puis corroborer main-

tenant ma façon de penser par un nombre infini
de faits nouveaux, que je ferai connaître en dé-
tail dans la *Synthèse cholérique* que je revois et
que je présenterai une seconde fois à l'Académie.
Je me contente de dire, ici : que pas un des
faits nouveaux que j'ai observés, pas une des cir-
constances qui ont préparé, accompagné et suivi
le développement du choléra en quelque lieu que
ce soit ne m'ont fait mettre en doute, un seul
instant, la vérité des propositions fondamentales
que j'émets, et je reste convaincu que lorsqu'on
étudiera ce fléau à ce point de vue, on conclura
comme moi, si l'on se soumet aux exigences d'une
logique irréprochable.

(Page 36.) « *Proposition qui, quoique para-
doxale en apparence, n'est pas moins l'expression
d'une vérité, sinon absolue, du moins relative pour
l'épidémie de Toulon.* »

Aujourd'hui je l'affirme comme l'expression d'une
vérité absolue. Partout il en est de même, partout la cause générale seule déterminerait rare-
ment et difficilement la mort; partout les causes
locales et individuelles augmentent d'une manière
relative la puissance mortifère.

Allez partout où l'on observe des cas de choléra, et toujours, toujours vous en trouverez des
causes locales et individuelles anti-hygiéniques.

(Page 36.) « *Que par conséquent les meilleurs
moyens (et j'ajoute aujourd'hui les seuls moyens,)
pour empêcher le développement du choléra, ar-*

rêter son progrès, et obtenir sa cessation, c'est: la destruction du foyer d'infection . . . . . . etc. »

Nous ne pourrons jamais rien sur sa cause générale, Dieu seul peut agir sur elle, et nous pouvons tout sur les causes locales qui créent et assurent seules le danger.

(Page 38.) « *3° Quel est le meilleur mode à suivre pour empêcher l'action malfaisante des ordures, et des résidus animaux ou végétaux qui abondent dans les cités ?* »

Cherchez, et vous ne trouverez jamais rien de plus économique, de plus utile et de propre que les barils à large bonde supérieure, sur l'un des fonds, dont on se sert à Grasse et dans le département des Alpes-Maritimes et une partie du Var.

Un baril semblable coûte 3 fr., il ne laisse échapper aucune mauvaise odeur; si on est propriétaire, il fume merveilleusement vos terres, sinon ils sont recherchés et vendus 25, 30 et 40 centimes : d'où, profit pour le propriétaire, produit pour ceux qui ne le sont pas, diminution des dépenses communales pour la propreté de la cité, assainissement parfait relatif de l'atmosphère des villes.

(Page 40.) « *Pour nous donc, le choléra fut, et est un vaste empoisonnement etc. . . . . . »*

Et d'après ce que je vois, on ne comprend pas mieux le fléau aujourd'hui en 1865, qu'on ne le comprenait à la première apparition, puisqu'on revient aux quarantaines et qu'on ne pense pas

à faire disparaître avant tout les causes locales;
puisqu'on n'est pas convaincu que l'hygiène seule
peut préserver et guérir du choléra. Le choléra est
en Afrique, en Asie, en Europe, à Marseille etc.
et personne n'en dit rien! Croirait-on savoir tout
ce qu'on peut et doit chercher à savoir sur lui?
l'outrecuidance du monde médical égalerait son
ignorance sur ce point.

(Page 38.) « *Grasse dont nous venons de parler, et qui ne transforme pas les rues en cloa-
ques etc., etc.* »

Ceci n'est vrai que relativement. Grasse laisse
beaucoup à désirer sous ce rapport, aussi eut-
elle quelques cas de choléra, elle n'en aurait point
présenté si certains foyers d'infection qu'elle con-
tient n'eussent pas existé.

(Page 38.) « *Et Lyon n'a dû probablement le
beau privilége dont elle a joui, etc. .... etc. ....* »

Aujourd'hui j'affirme, et je dis : Lyon n'a dû
le beau privilége dont elle a joui. . . . etc. etc. . . .

Et Paris ! grâce à l'Empereur, à son manda-
taire Haussman, et au peu d'attention qu'il fait à la
mesquine opposition de ses ennemis quand même,
qui ne comprennent pas les vues d'un génie qu'ils
n'ont pas, ou qui sont fâchés de ne pas avoir
fait tout ce qu'il exécute pour le bonheur, la
gloire, et l'assainissement de la France ; Paris,
disons-nous, ne verra plus d'épidémies cholériques semblable à celle qui la décima si cruel-
lement en 1832.

(Page 40.) « *Pour nous, donc, le choléra fut un vaste empoisonnement.*» pour nous, toutes les épidémies générales et locales, des temps passés et présents, celles qui dévastèrent le monde dans les temps d'ignorance, comme celles que nous observons encore dans notre siècle, dit savant — qui l'est effectivement d'une manière relative, mais auquel il reste encore tant à apprendre — telles que la peste, la fièvre jaune, les typhus, les fièvres intermittentes, pernicieuses etc. etc. . . . ne furent et ne sont que le résultat d'un vaste empoisonnement, qu'il serait pourtant bien facile d'empêcher par l'hygiène invariablement appliquée. Allez où l'on observe les maladies épidémiques, et toujours, toujours, vous y rencontrerez des causes anti-hygiéniques qui en rendront raison, et qui en font tout le danger.

Je le prouve par mille faits dans ma synthèse cholérique qui paraîtra bientôt, et à laquelle je travaille depuis plus de trente ans.

(Page 46.) « *N'y a-t-il pas seulement là exagé-ration des mêmes symptômes, pour les cas les plus graves (choléras épidémiques), provenant de la mo-dification morbide des mêmes appareils ?* . . . . .

Il faut ajouter : et de l'organisme, tant dans les parties solides que dans ses parties liquides.

(Page 47.) « *De même le choléra nostræ et l'in-dien, peuvent être considérés : l'un, comme le pre-mier degré d'une affection morbide de l'appareil di-gestif, dont l'épipémique serait le plus haut degré,*»

Il faut ajouter pour l'épidémique : dont l'épidémique serait le plus haut degré , avec complication d'une modification morbide générale n'existant pas dans le sporadique en général.

(Page 47.) « *Dans le second, spasme, irritation excessive, congestion, altération plus ou moins profonde et permanente de la matière organique digestive.* »

Avec modification morbide générale antérieure de tout l'organisme.

(Page 48.) « *Si la réaction typhique manque dans les choléras vulgaires, c'est que dans eux il n'existe pas cette altération matérielle, qui ne permet qu'une résistance difficile, lente, confuse, indécise.* »

C'est qu'il n'existe pas dans les choléras simples, cette modification morbide générale, qui empêche une réaction franche et prompte.

(Page 50.) « *Qu'est-ce que cela prouve? Seulement, selon moi, que jamais elles n'avaient agi aussi simultanément etc., etc.* »

Ces causes secondaires seules ne détermineraient jamais le choléra épidémique : pour ce dernier, et afin qu'il acquière surtout l'intensité que nous lui avons vue, il faut un état particulier du milieu dans lequel l'homme vit, et qui n'avait jamais existé. En sorte que, quoique les causes locales et individuelles soient à peu de chose près les mêmes, le choléra épidémique est essentiellement différent du sporadique, à cause de la modification anormale que la cause atmosphérique, qui n'avait jamais existé, produit chez les individus atteints. Dans un milieu sain, le choléra, dit sporadique, n'est que le résultat d'une modification morbide du tube intestinal : dans un lieu malsain, il est le résultat de la même modification rendue plus grave par une complication morbide générale produite par une intoxication lente locale.

Dans un temps d'épidémie cholérique, le malade a subi l'action des causes qui peuvent rendre le tube intestinal malade; plus celle des causes infectieuses locales; plus celle de la nouvelle cause morbifique existant dans l'atmosphère; d'où son extrême gravité.

(Page 51.) « *Le choléra de notre temps diffère radicalement du choléra de l'Inde* » (Furster.).

Il n'en diffère que pour les raisons que j'ai données, et auxquelles je me tiendrai jusqu'à ce qu'on en ait donné d'autres.

Tous les choléras dépendent d'une affection du tube intestinal, plus ou moins compliquée d'autres affections. Notez que je ne dis pas d'autres irritations ou inflammations, parce que toutes les maladies ne sont pas des irritations ou des inflammations, et que ces deux mots sont des ontologies aussi creuses et aussi fausses ou insuffisantes que celles qu'elles ont remplacées.

(Page 51.) « *D'autant plus.... jusqu'à : sont aussi fatalement incurables que ce dernier* » de la page 52.

Ces remarques quoique justes ne prouvent rien relativement à l'identité des choléras. Ces symptômes intestinaux prouvent bien que dans tous ces choléras le tube intestinal est affecté, mais nullement *comment* il l'est. Un organe malade détermine des symptômes qui lui sont propres, quelle que soit la *nature* de sa maladie, et c'est cette *nature* qui constitue la maladie et en fait la différence : de sorte qu'on ne peut pas dire parce que deux hommes vomissent qu'ils ont tous les deux leur estomac malade de la même manière, et que le même traitement leur conviendra.

Ainsi, des choléras! tous les cholériques indiquent que leur tube intestinal souffre, mais tous ne sont pas malades de la même manière, et ne doivent pas être traités semblablement.

(Page 53.) « *Pour moi je dirai qu'ils sont affectés tous les deux, du même mal et à des degrés différents.* »

Je dirai aujourd'hui :

Ces deux malades peuvent être atteints d'un même *mal* de l'estomac mais à des degrés différents ; ou de deux affections différentes qu'il faut chercher à diagnostiquer.

L'observation ne doit pas seulement faire connaître le *siége* du mal, mais encore sa *nature*.

Un estomac malade le manifeste par des vomissements, par des douleurs gastriques etc.....

Un poumon malade le prouve par de la toux, des crachats, de la suffocation etc....

Un cerveau malade l'indique par de la céphalalgie, de l'insomnie, des vertiges etc.......

Mais tous les vomissements, toutes les toux, toutes les céphalalgies n'indiquent pas des maladies égales du gaster, du poumon, du cerveau. C'est là une vérité bien simple et incontestable qui pourtant parait n'être encore ni généralement sentie, ni universellement enseignée; et cependant c'est une des clefs principales de la pathologie générale.

(Page 54.) « *Nous n'avons donc pas eu tort de dire que l'opinion qui donne les trois formes de choléra comme le résultat de degrés différents dans la lésion organique profonde qui en fait le fonds, n'était pas dépourvue de fondement.* »

Aujourd'hui il nous faut mieux préciser le sens vrai de cette phrase pour la mettre d'accord avec ce que nous venons de dire.

Le fonds du choléra sporadique est une lésion gastro-intestinale : celui de l'épidémique est une modification morbide générale, antérieure à la lésion intestinale qui n'en est qu'une complication des plus graves : le fonds de l'indien peut être l'un et l'autre.

Ainsi donc, pour moi en 1865, il n'est plus question d'une identité complète entre les trois formes de choléra, et je prouverai ma nouvelle façon de penser dans la thèse cholérique que je commente au moyen des réflexions que le choléra actuel d'Alexandrie, de Constantinoples, d'Ancône, de Marseille etc. me suggère.

(Page 55). Note A. « *Quelle peut être cette cause ?* » J'admets encore aujourd'hui tout ce qui est contenu dans cette note. Depuis trente ans tout me prouve que la vérité est dans cette manière de penser.

(Page 71). « *L'équipage du vaisseau subissait l'action de la cause générale, et non celle des causes locales, cela est évident. Il y eut à bord peu de malades, et ceux qni le furent présentèrent ce degré de choléra qui a été reconnu curable, et ils guérirent ! donc, la cause spécifique seule ne pouvait pas produire ordinairement la mort. Je ne crois pas qu'on puisse conclure autrement.* »

Je finis, comme j'ai commencé, par cette proposition majeure qui est indiscutable de nouveau pour moi après trente ans de nouvelles études sur le choléra ; et j'ajoute de nouveau aussi ; toutes les fois que le choléra épidémique se développera dans un point quelconque du monde, toujours, toujours on y trouvera des causes locales infectieuses qui en rendront raison.

Jamais le choléra épidémique ne se développera dans une partie du monde où les lois de l'hygiène ne laisseront rien à désirer.

Que l'on me montre une ville, un bourg, un hameau, une ferme, sans foyer d'infection, avec le choléra épidémique, et je suis prêt à avouer que je suis dans l'erreur. Jusque là j'affirmerai que je suis dans la vérité absolue, relativement à l'étiologie du choléra épidémique. Cette

maladie est pour moi la preuve de l'état hygié-
nique ou non d'une localité.

En voyant tant de rapports à l'Académie sur les
épidémies locales pour n'aboutir qu'aux cartons de
la docte assemblée, je me demande à quoi servent
les conseils d'hygiène. Tout effet a sa cause. L'é-
pidémie est un effet. Pourquoi ne pas d'abord en
chercher la cause ou les causes, cela vaudrait
mieux que la recherche des remèdes de maux
dont on ignore la principale donnée, celle sans
laquelle il est impossible de trouver sûrement ce
qu'on cherche, leur nature.

(Page 72). « *La Ventilation ne produit de bons
effets qu'en chassant au loin les exhalaisons alté-
rantes d'une localité, Mais elle ne saurait rien faire
sur une cause malfaisante existant partout dans
l'atmosphère.*

La ventilation n'est logique que lorsqu'on peut
remplacer un air impur par un air pur. Ceci ressemble à 2 et 2 font quatre et pourtant ! . . . .
Aussi proposer la ventitalion d'un hôpital de ville,
pour remplacer son air impur par un air quel-
quefois et trop souvent plus impur selon les
villes, c'est selon moi le comble de l'incon-
séquence, de l'*illogisme,* et de l'ignorance des
lois de l'hygiène et de la physiologie. La meil-
leure ventilation d'un hôpital est son placement
hors des villes; et cependant on va recons-
truire l'Hôtel-Dieu de Paris dans Paris même !
Après avoir accusé nos ancètres d'ignorance en

hygiène pour l'avoir fait jadis !..... Heureu-
sement que l'Empereur sourd aux mesquines tra-
casseries d'une opposition systématique, a assaini
Paris d'une manière remarquable. Plus tard on
lui en rendra grâces. Aujourd'hui c'est un sujet
de récriminations déplorables qui ne prouvent
que ceci : l'ignorance ou l'étroitesse des vues
d'un côté, et les longs aperçus du génie de
l'autre.

Docteur **MARTINENQ.**

ERRATA.

Page 5, *ligne* 22, *lisez* : provoquer un choléra *au lieu
de :* provoquer d'un choléra.

Page 16, *ligne* 27, *lisez* : la synthèse *au lieu de :* la thèse.

9 782013 050876